ENTRAÎNEMENT MUR PILÂTES POUR FEMMES OCCUPÉES

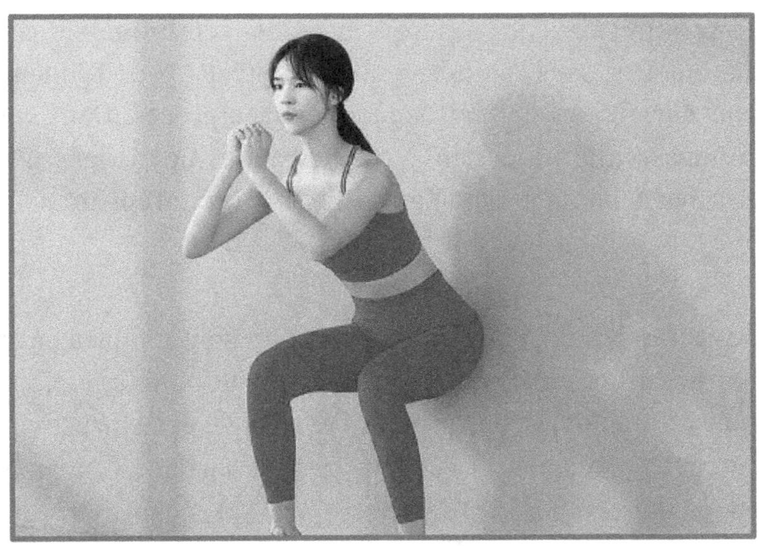

Votre exercice étape par étape de 10 minutes à domicile avec des routines efficaces pour améliorer la flexibilité et la force sans équipement

RAYMOND VOLKER

TABLE DES MATIÈRES

INTRODUCTION

Non seulement Jane était occupée, mais elle était toujours prise dans la frénésie de la vie contemporaine. Le jour, elle travaillait comme directrice du marketing et la nuit, elle gérait une maison avec deux enfants turbulents. "Exercice?" était un luxe que ni son budget ni son emploi du temps ne pouvaient supporter. La salle de sport n'était plus un souvenir marquant ; au lieu de cela, elle souffrait d'une douleur persistante dans le bas du dos qui lui rappelait des souvenirs d'innombrables covoiturages et de séances d'ordinateur de fin de soirée imposées par les délais.

Au milieu du chaos typique après le dîner, un soir groggy, elle a remarqué un livre sur sa bibliothèque qui a attiré son attention : « Wall Pilâtes Workhouse for Bussy Wumen ». Une lueur de doute lui traversa l'esprit : un livre pourrait-il vraiment apporter une réponse à sa vie privée de temps ? Ses doutes se sont transformés en espoir prudent tandis que sa curiosité lui faisait tourner les pages. Le livre proposait des entraînements efficaces utilisant tous le mur mitoyen comme compagnon d'entraînement. Il a dit que cela n'avait pris que quinze minutes. 15 minutes? C'était une occasion aussi inhabituelle dans l'univers de Jane que de voir le monstre du Loch Ness.

Captivée, elle a pris la décision de prendre un risque. Ce qui a commencé comme un ultime effort pour soulager le mal de dos gênant s'est progressivement transformé en une métamorphose inattendue ? Elle a développé une routine quotidienne autour d'exercices faciles sur les murs, décrits et illustrés en détail dans le livre. Avec une détermination renouvelée, chaque action s'est transformée en un petit soulèvement contre le désordre. Au fil des semaines et des mois, Jane a pris conscience d'un changement important. L'inconfort constant dans mon dos a commencé à s'estomper et a été remplacé par un noyau solide et puissant. Son corps, qui était auparavant une réserve de fatigue, a commencé à faire preuve d'une force inattendue et d'une flexibilité accrue. Les quinze minutes transformées en un havre de paix, un répit bien mérité, un endroit où elle pourrait rétablir son lien avec sa propre santé. Ce fut une révolution subtile, une reconquête du temps et de soi au milieu d'une vie vécue à toute vitesse ; il ne s'agissait plus seulement de fitness. Plus qu'un simple livre sur son étagère, "Wall Pilâtes Workhouse for Bussy Wumen" s'est avéré être la clé inattendue qui a ouvert la porte à une Jane plus heureuse et en meilleure santé.

CHAPITRE 1:

Révéler la puissance interne

Vous manquez de temps mais vous êtes prêt à vous transformer ?

Avez-vous parfois trouvé que les journées ne semblent tout simplement pas assez longues ? S'entraîner peut sembler une tâche insurmontable lorsque vous avez des obligations envers votre famille, votre travail et votre vie personnelle. Cependant, et si vous pouviez changer complètement de physique en seulement dix minutes par jour, dans le confort de votre foyer et sans avoir besoin d'un abonnement coûteux à une salle de sport ? Wall Pilâtes est votre outil incontournable pour obtenir un corps plus fort et plus tonique tout en ayant un emploi du temps chargé.

Pour les femmes occupées, Wall Pilâtes est la réponse idéale pour les raisons suivantes :

- **Exercices rapides et puissants :** Ne perdez pas des heures à vous entraîner à la salle de sport. En seulement dix minutes par jour, les exercices de Pilâtes mural se veulent à la fois efficaces et efficients, apportant des bénéfices évidents. Peu importe à quel point vous êtes occupé, vous pouvez facilement intégrer de l'exercice à votre calendrier grâce à cela.

Peu d'équipement requis : il ne nécessite pas de configuration complexe ni d'équipement coûteux. Un mur et votre propre poids suffisent ! Pour cette raison, Wall Pilâtes est très accessible et vous pouvez commencer à pratiquer immédiatement sans avoir à prendre d'autres engagements financiers.

● **Adaptable à tous les niveaux de forme physique :** Wall Pilâtes propose des changements en fonction de votre niveau de forme physique, quelle que soit votre expérience. Vous pouvez ajuster les entraînements pour les rendre plus simples ou plus difficiles, afin que vous puissiez avancer à votre propre rythme et continuer à vous améliorer.

● **Maximise les résultats en peu de temps :** Wall Pilâtes fait travailler plusieurs groupes musculaires à la fois pour augmenter l'efficacité de votre entraînement. En une séance rapide, vous renforcerez vos jambes et vos fessiers, développerez votre tronc, corrigerez votre posture et augmenterez votre flexibilité.

Vous n'avez pas à vous soucier de l'horaire des cours ni à vous rendre au gymnase. Tant que vous disposez d'un mur, vous pouvez effectuer des exercices de Wall Pilâtes à tout moment et en tout lieu. En raison de son adaptabilité, il est parfait pour les femmes qui travaillent et qui ont besoin d'intégrer de l'exercice à leur emploi du temps quotidien.

Ainsi, le Pilâtes mural est la solution que vous attendiez si vous en avez assez de vous sentir pressé par le temps et que vous souhaitez trouver un moyen de changer l'apparence de votre corps. Grâce à cet outil efficace, les femmes qui travaillent et qui disposent de peu de temps peuvent prendre en charge leur forme physique et leur santé.

Pourquoi Wall Pilâtes est la solution idéale pour vous : réussi, productif et responsabilisant

Les responsabilités de la vie quotidienne vous semblent trop lourdes ? Vous pourriez avoir envie d'une méthode pour reprendre le contrôle de votre santé et de votre bien-être en jonglant avec vos obligations professionnelles, familiales et personnelles. Cependant, planifier des séances d'entraînement prolongées semble être un luxe hors de portée. Présentation de Wall Pilâtes, une forme d'exercice de pointe créée spécialement pour les femmes pressées par le temps comme vous. Wall Pilâtes est le choix idéal pour vous pour les raisons suivantes :

Efficace: Même par brèves poussées, le Pilâtes mural produit des avantages notables. Grâce à l'utilisation d'un support mural et de votre propre poids corporel, vous pouvez travailler sur vos principaux groupes musculaires et améliorer votre force, votre flexibilité et votre posture globales. Un corps profilé et un corps plus fort et plus stable sont les résultats des entraînements, qui mettent l'accent sur les mouvements régulés et l'engagement du tronc.

Efficace: Wall Pilâtes reconnaît que votre temps est votre ressource la plus précieuse. Ne vous embêtez pas à aller à la salle de sport pendant une heure ou plus. Les exercices Wall Pilâtes sont conçus pour être extrêmement efficaces ; en seulement 10 minutes par jour, ils peuvent apporter des améliorations spectaculaires. Cela vous permet de jongler avec l'exercice dans votre emploi du temps chargé sans avoir à consacrer un temps précieux à d'autres engagements.

Autonomisation : Wall Pilâtes est un voyage de découverte de soi et d'autonomisation, pas seulement un exercice physique. Votre confiance grandira à mesure que vous vous améliorerez dans les entraînements et que vous verrez comment votre corps devient plus fort et plus défini. Vous maîtriserez votre santé physique et ressentirez un sentiment d'accomplissement qui imprègne tous les aspects de votre vie.

Voici un aperçu plus approfondi des avantages de Wall Pilâtes :

- **Force et tonus :** Les mouvements du programme Wall Pilate font travailler plusieurs groupes musculaires à la fois, tonifiant et façonnant l'ensemble du corps. L'endurance du haut du corps, la définition des jambes et la force de base augmenteront toutes.

- **Meilleure posture :** Pour les femmes qui travaillent, une mauvaise posture est un problème typique qui provoque de la lassitude et des maux de dos. Les exercices du Wall Pilate vous aident à maintenir une meilleure posture tout au long de la journée en mettant l'accent sur un alignement correct et une activation centrale. Cela améliore votre bien-être physique et augmente votre confiance en vous et votre visibilité.

Flexibilité améliorée : Vos activités quotidiennes peuvent être affectées par des tensions musculaires qui limitent votre amplitude de mouvement. Wall Pilâtes utilise des étirements doux pour augmenter la flexibilité, ce qui vous permet de bouger avec plus de fluidité et de grâce.

- **Soulagement des tensions :** Les mouvements délibérés de Wall Pilâtes et l'accent mis sur les techniques de respiration induisent un état méditatif qui réduit la tension et augmente la relaxation. Il s'agit d'un avantage indispensable pour les femmes qui travaillent et qui ne cessent de bouger.

Wall Pilâtes vous donne les outils nécessaires pour prendre le contrôle de votre santé et de votre forme physique et propose une approche efficace et rapide pour vous mettre en forme et devenir plus fort. C'est la solution idéale pour votre emploi du temps chargé, vous offrant des résultats tangibles et un sentiment d'autonomie et de contrôle. Alors arrêtez de chercher des excuses et faites confiance au potentiel de transformation de Wall Pilâtes !

1.2. Préparer votre corps à la réussite

Un peu de planification à l'avance vous aidera à garantir une expérience Wall Pilâtes sûre et réussie avant de vous lancer. Créer un studio Pilâtes personnel dans votre maison est la première étape !

1.2.1. Choisir l'espace mural idéal :

Optimisation Votre ambiance

La simplicité du Wall Pilâtes fait son charme. Un mur solide et votre propre poids suffisent. Découvrez comment localiser l'espace mural idéal pour tirer le meilleur parti de vos entraînements :

- **La clarté est essentielle :**Choisissez un mur qui a beaucoup d'espace autour. Vous aurez besoin de suffisamment d'espace pour que vos bras et vos jambes puissent bouger facilement sans heurter les murs ou les meubles. Visez au moins deux à trois pieds d'espace devant vous et de chaque côté.

Problèmes de surface : Une surface murale lisse et plane est ce que vous voulez. Évitez les murs texturés qui pourraient attraper vos vêtements ou causer des douleurs lorsque vous effectuez des exercices où vous devez vous appuyer contre le mur. Une porte pliante ou une cloison peuvent ne pas offrir la solidité requise ; optez plutôt pour un mur solide.

- **Saisissez-le et déchirez-le (en toute sécurité) :** Tenez compte du matériau de la surface. Même si un mur lisse est optimal, certaines activités qui nécessitent de pousser ou de tirer contre le mur pourraient bénéficier d'un peu plus d'adhérence grâce à une surface légèrement texturée. Mais restez à l'écart des murs aux surfaces inégales qui pourraient vous effleurer la chair.

- **Éclairage pour la mise au point :** Assurez-vous de bien voir votre forme en sélectionnant un espace bien éclairé. Vous pouvez maintenir un alignement correct et éviter les blessures à l'aide d'un bon éclairage. S'il n'y a pas assez de lumière naturelle là où vous vous entraînez, pensez à installer un lampadaire ou un plafonnier à proximité.

- **Le rendre individuel :** Personnaliser votre espace Wall Pilâtes sans crainte ! Vous pouvez inclure une chaise confortable pour les étirements ou un tapis de yoga pour les entraînements au sol. Pour créer un environnement calme et inspirant, allumez de la musique relaxante. N'oubliez pas que c'est votre domaine dans lequel vous vous concentrerez sur votre santé, alors concevez-le pour qu'il soit à la fois confortable et motivant.

N'importe quel mur de votre maison peut être transformé en un studio de Pilâtes utile et unique en trois étapes simples, afin que vous puissiez commencer immédiatement votre parcours de remise en forme. N'oubliez pas que Wall Pilâtes peut vous aider à atteindre vos objectifs de remise en forme et de santé, même dans les espaces les plus petits

1.2.3. Échauffement essentiel : réveiller votre corps pour de meilleurs résultats

Votre corps a besoin de s'échauffer avant de commencer un entraînement Wall Pilâtes, tout comme une voiture doit le faire avant de prendre l'autoroute. Un échauffement approprié aide à : ● Augmenter le flux sanguin : lorsque votre fréquence cardiaque augmente, votre flux sanguin augmente également, fournissant à vos muscles de l'oxygène et de la nourriture pour les préparer à l'action. Cela réduit le risque de blesser ou de contracter les muscles.

Améliorer l'élasticité musculaire : en étendant et en étendant votre amplitude de mouvement, vous pouvez préparer votre corps pour les prochaines activités et vous sentir plus flexible.

● **Pleine conscience :** En consacrant une courte période de temps à vous concentrer sur votre respiration et votre posture, vous pouvez passer sans effort de votre routine habituelle à un état de pleine conscience, où vous pourrez mieux interagir avec votre corps et tirer le meilleur parti de votre exercice.

Il s'agit d'un échauffement rapide que vous pouvez faire pendant cinq minutes avant votre cours de Wall Pilâtes :

1. Rouleaux et cercles doux du cou (30 secondes chacun) : Tournez lentement votre tête dans le sens des aiguilles d'une montre et dans le sens inverse. Vos muscles du cou et du haut du dos deviennent ainsi plus souples.

2. Cercles de bras (30 secondes dans chaque direction) : Déplacez vos bras en petits cercles, d'abord devant vous puis derrière vous. Cela augmente l'amplitude des mouvements et réchauffe vos épaules.

3. Torsions du torse : En position debout, les pieds écartés à la largeur des épaules, faites pivoter lentement votre torse d'un côté à l'autre tout en gardant vos hanches pointées vers l'avant (30 secondes de chaque côté). Cela aide à libérer votre colonne vertébrale et votre tronc.

4. Balançoires de jambes (30 secondes par jambe) : Tout en gardant l'équilibre, placez une main sur un mur et balancez l'autre jambe d'avant en arrière comme un petit pendule. Continuez du côté opposé. Cela aide à réchauffer vos fessiers et vos ischio-jambiers.

5. Cercles de cheville (une direction pendant trente secondes) : Tournez doucement vos chevilles dans le sens des aiguilles d'une montre et dans le sens inverse en position assise ou debout. Cela augmente la mobilité de la cheville et la prépare aux activités de mise en charge.

CHAPITRE 2:

ÉTABLIR LES BASES DU PILÂTES

2.1. Les fondations du Pilâtes : votre carte de réussite

Le Wall Pilâtes peut sembler être une série d'exercices faciles, mais sa pleine efficacité repose sur une base d'idées fondamentales. En maîtrisant ces concepts, vous serez en mesure d'exécuter les exercices correctement, d'optimiser vos performances et de prévenir les blessures. Explorons maintenant le premier principe, et peut-être le plus important :

2.1.1. Prenez soin de votre cœur : le moteur qui fait tout fonctionner

Les muscles de votre ventre, du bas de votre dos et de vos hanches constituent votre tronc, parfois appelé votre centrale électrique. Il est chargé de maintenir votre posture, de répartir la puissance dans tout votre corps pendant que vous bougez et d'assurer la stabilité. Dans Wall Pilâtes, il s'agit d'activer ces groupes musculaires profonds pour établir une base de stabilité et de contrôle, pas simplement de rentrer votre ventre.

Voici comment utiliser correctement votre noyau :

• **Imaginez une fermeture éclair :** Visualiser fermer un corset bien ajusté qui couvre tout votre torse, de votre os pelvien à vos côtes. Vos muscles abdominaux les plus profonds se contracteront en conséquence, donnant votre noyau une ceinture de soutien.

• **Colonne neutre** : Restez dans une posture neutre pendant toute la durée des entraînements. Ne vous penchez pas et ne courbez pas vos épaules. Un bon alignement et une protection du bas du dos contre les dommages sont garantis par une colonne vertébrale neutre.

• **Du nombril à la colonne vertébrale :** Visualiser en amenant votre nombril en direction de votre colonne vertébrale. Cela active votre abdomens transversal, un muscle profond qui aide à maintenir une bonne posture et une bonne stabilité.

• **Travail respiratoire :** Synchronisez vos mouvements avec votre respiration. Lorsque vous commencez le mouvement, inspirez par le nez ; lorsque vous revenez à la position de départ, expirez par la bouche. Cela maintient votre cœur engagé et maximise le flux d'oxygène vers vos muscles.

Avantages de l'utilisation de votre Coré :

Résistance et stabilité améliorées : un noyau robuste offre une base ferme pour tous vos mouvements, augmentant l'efficacité de vos entraînements et réduisant les risques de blessures.

Posture améliorée : Maintenir un alignement correct tout au long de la journée est beaucoup plus facile grâce à l'activation de base. Cela pourrait réduire les maux de dos et renforcer votre confiance.

Transmission de puissance améliorée : avoir un noyau robuste améliore l'efficacité de la transmission de puissance à travers votre corps, optimisation l'efficacité de vos actions.

Rappel: S'entraîner avec vos muscles tendus n'est pas le seul moyen d'engager votre corps. Il s'agit de trouver un équilibre entre fluidité des mouvements et stabilité. L'engagement de base vous viendra naturellement à mesure que vous pratique et maîtrisez les routines Wall Pilâtes, vous permettant de profiter de tous les nombreux avantages qu'elles offrent.

2.1.2. Posture optimale : détermination de la longueur et de l'alignement

Se tenir droit n'est pas le seul aspect d'une bonne posture. Il s'agit de réaligner votre corps afin que vous puissiez bouger aussi librement et avec confiance que possible tout en minimisant les tensions articulaires. Wall Pilâtes met fortement l'accent sur l'utilisation de stratégies particulières pour atteindre une « posture parfaite » :

● **Allongez votre colonne vertébrale :** Visualisez qu'à chaque respiration, votre colonne vertébrale s'allonge de plus en plus, laissant de la place entre vos vertèbres. Évitez de courber le bas du dos ou de courber les épaules.

Maintenez une posture confortable et détendue avec vos épaules baissées et éloignées de vos oreilles. En conséquence, le haut de votre dos et votre cou ne seront pas tendus.

● **Bassin Neutre :** Gardez votre bassin dans une posture neutre en le visualisant comme un bol d'eau, non penché en avant ou en arrière.

● **Empiler vos joints :** Placez votre tête, vos épaules et vos talons en ligne droite. Cela évite que vos articulations ne soient tendues et facilite la répartition du poids.

Avantages d'un alignement correct :

Flexibilité améliorée : Un bon alignement de votre corps se traduit par une amplitude de mouvement élargie, ce qui améliore votre capacité à bouger avec grâce et facilité.

- **Soulagement de l'inconfort :** Une mauvaise posture peut aggraver les maux de tête, les troubles musculo-squelettiques et les maux de dos. Votre corps peut être réaligné pour soulager ces maux et douleurs.

Performance améliorée : votre corps peut fonctionner plus efficacement lorsque vous êtes correctement aligné, ce qui augmente l'impact de vos entraînements Wall Pilâtes.

- **Renforcement de la confiance :** La positivité respire l'assurance et la confiance. Garder la tête haute et debout peut avoir un effet considérable sur votre bien-être général.

2.1.3. Travail sur la respiration : l'harmonie du mouvement et du calme

La respiration ne semble peut-être pas être un élément majeur de l'entraînement, mais avec Wall Pilâtes, elle est essentielle. La respiration maximise l'apport d'oxygène, donne à vos actions un déroulement rythmé et peut même vous aider à vous détendre. Voici comment bien respirer lorsque vous faites des exercices de Wall Pilâtes :

Respirez profondément dans votre diaphragme plutôt que dans votre poitrine tout en pratiquant la respiration diaphragmatique. Votre abdomen devrait se dilater lors de l'inspiration, pas vos épaules. Cela rend possible une respiration plus profonde et un meilleur apport d'oxygène à vos muscles.

- **Respiration coordonnée :** Alignez vos mouvements et votre respiration simultanément. Inspirez lorsque vous commencez le mouvement et expirez lorsque vous le terminez pour revenir à la position de départ. Cela maintient votre cœur engagé et donne à votre entraînement un rythme naturel.

- **Faites attention à votre respiration :** Utiliser votre respiration comme technique pour maintenir la pleine conscience et vous concentrer sur votre corps. Une technique utile pour garder un rythme régulier et calmer vos pensées consiste à compter vos respirations.

Avantages de la respiration concentrée :

Livraison améliorée d'oxygène : En augmentant la quantité d'oxygène dans votre sang, la respiration diaphragmatique dynamise vos muscles et améliore leur efficacité.

Engagement de base amélioré : La stabilité et l'engagement du tronc sont maintenus lorsque la respiration et les mouvements sont coordonnés.

- **Réduction du stress :** Tout au long de votre entraînement, une respiration ciblée vous aide à vous détendre et a une influence apaisante sur votre système nerveux.

Engager votre cœur, atteindre une posture idéale et soulignant Le travail sur la respiration sont les trois éléments fondamentaux qui vous aideront à faire passer votre pratique du Wall Pilâtes au niveau supérieur. Vous vous sentirez plus en contrôle et à l'aise et améliorerez votre posture, votre force et votre flexibilité en effectuant les exercices de manière appropriée. Rappelez-vous que la cohérence est essentielle ! Ces idées deviendront ancrées dans vos mouvements à mesure que vouspratique eux, fournissant ainsi les bases d'une aventure Wall Pilâtes fructueuse et qui changera votre vie.

2. Apprendre les bases : activités de musculation à usage quotidien

Maintenant que vous comprenez les principes fondamentaux du Wall Pilâtes, qui incluent le travail de votre tronc, le perfectionnement de votre posture et soulignant travail de respiration, il est temps de mettre la théorie en pratique ! Examinons deux mouvements de base qui améliorent la stabilité et la force et préparons le terrain pour une routine Wall Pilâtes plus complexe.

2.1. Variations de planches murales : renforcer tout votre corps

Pour cause, la planche murale est un exercice incontournable du Pilâtes. Votre tronc, votre dos, vos épaules, vos jambes et vos fessiers seront tous renforcés car ils stimulent simultanément plusieurs groupes musculaires.

Voici comment exécuter correctement un simple exercice de planche murale :

● **Position de départ :** Placez vos pieds écartés à la largeur des hanches, le dos contre un mur et votre distance par rapport au mur à une longueur de bras. Pen chez-vous en arrière et placez vos coudes juste sous vos épaules pendant que vous posez vos avant-bras à hauteur d'épaule sur le mur. Tirez votre nombril vers votre colonne vertébrale pour activer votre tronc tout en gardant votre colonne vertébrale dans une position neutre.

● **La cale :** Gardez la tête en arrière et regardez un peu vers le bas. Assurez-vous que votre corps est en ligne droite de la tête aux talons en contractant vos quadriceps et vos fessiers. Maintenez cette pose aussi longtemps que vous pouvez garder votre forme correcte, ce qui devrait durer entre trente et une minute. Respirez régulièrement et profondément tout le temps que vous tenez.

Avantages des planches murales :

● **Renforce le noyau :** En utilisant vos muscles abdominaux profonds, cet exercice donne stabilité et soutien à l'ensemble de votre corps.

● **Meilleure position :** Maintenir une position de planche vous aide à développer des muscles plus forts qui maintiennent votre colonne vertébrale droite.

- **Renforce le haut du corps :** La planche fait travailler vos triceps, vos épaules et votre poitrine, ce qui aide à définir et à renforcer le haut de votre corps.

- **Tonifie les jambes et les fessiers** : Faire une planche fait travailler vos quadriceps et vos fessiers, ce qui tonifie tout votre corps.

Modifications pour une difficulté supplémentaire :

- **Planche haute :** Une fois que vous maîtrisez la planche standard, essayez une planche haute pour augmenter le niveau de difficulté. Placez vos mains sur le mur à la largeur des épaules pour commencer en position de pompes. Maintenez un dos droit, un tronc engagé et un corps en ligne droite de la tête aux talons.

- **Planche latérale :** Cette version fait travailler les muscles de chaque côté de votre taille, souvent appelés vos muscles. Obliques. Adoptez une posture de planche fondamentale en plaçant votre avant-bras droit contre le mur. Pour plus de stabilité, placez vos pieds les uns sur les autres ou décalez votre position. Tracez une ligne droite de votre tête à vos talons en engageant votre tronc et en soulevant vos hanches du sol. Après 30 à 60 secondes de maintien, changez de côté et recommencez.

N'oubliez jamais de prioriser la qualité plutôt que la quantité! Au début surtout, il est plus important de conserver une forme parfaite que de tenir la planche pendant longtemps. Vous serez en mesure de créer une force de base et un conditionnement général du corps exceptionnels en augmentant progressivement le temps et la difficulté de vos planches murales avec une pratique constante.

2.2. Magie des planches latérales : sculpter votre tour de taille et vos obliques

La version planche latérale de la planche murale, comme établi précédemment, est un excellent entraînement pour tonifier vos muscles obliques, les muscles qui entourent vos côtés et aident à définir votre taille. Voici comment procéder pour réaliser cet exercice :

● **Position de départ :** placez vos pieds écartés à la largeur des hanches et faites face à un mur avec votre côté droit tourné vers vous. Avec votre coude juste sous votre épaule, placez votre avant-bras droit à hauteur d'épaule sur le mur. Pour plus de stabilité, écartez votre position ou empilez vos pieds. Tirez votre nombril vers votre colonne vertébrale pour activer votre tronc tout en gardant votre colonne vertébrale dans une position neutre.

● **Soulevez et tenez :** soulevez vos hanches du sol pour que votre tête et vos talons forment une ligne droite. Pour conserver cette posture, fléchissez vos obliques et vos fessiers. Respirez régulièrement et profondément tout le temps que vous tenez. Tenez aussi longtemps que possible avec une forme appropriée, qui devrait durer entre 30 et 1 minute.

- **Progression :** pour un défi supplémentaire, une fois que vous êtes à l'aise, vous pouvez ajouter une genouillère. Avec vos hanches empilées et votre tronc serré, ramenez votre genou gauche vers votre poitrine pendant que vous relâchez votre souffle. Respirez et ramenez votre genou au début.

Avantages de la planche latérale :

- **Cibles obliques :** pour obtenir une apparence plus tonique, cet entraînement se concentre sur les muscles des côtés de votre taille, en les définissant et en les façonnant.

- **Renforce le tronc :** La planche latérale, comme la planche standard, fait travailler tout votre tronc, ce qui améliore la stabilité et la posture en général.

- **Améliore l'équilibre :** maintenir une posture de planche latérale nécessite à la fois l'équilibre et la force de base. Cet entraînement améliore vos capacités d'équilibre tout en renforçant votre tronc.

Brûler des calories : un exercice isométrique qui implique une activation musculaire continue consiste à tenir une planche latérale. Vous pouvez atteindre vos objectifs de gestion du poids et brûler des calories en procédant ainsi.

N'oubliez pas de changer de côté lorsque vous faites des planches latérales.

CHAPITRE 3:

ALLUMEZ VOTRE FEU INTÉRIEUR

3. Exercices forts

Après avoir utilisé des planches murales et latérales pour construire une base solide, passons à des entraînements axés sur le tronc qui stimuleront réellement votre puissance. Votre stabilité et votre contrôle seront mis à l'épreuve par ces entraînements, qui renforceront et façonneront votre tronc.

3.1.1. Bardo Liss : développer le contrôle et l'équilibre de base

Cet exercice, bien que léger, fait travailler votre corps et améliore votre équilibre. Bardo est un complément fantastique à votre exercice Wall Pilâtes car il améliore la stabilité et la coordination en plus de renforcer votre tronc.

- **Position de départ :** Placez vos mains bien derrière vos épaules et écartez vos genoux à la largeur des hanches lorsque vous êtes à quatre pattes. Tirez votre nombril vers votre colonne vertébrale pour activer votre tronc tout en gardant votre colonne vertébrale dans une position neutre. Étirez votre cou et baissez légèrement les yeux.

• **Le Mouvement :** Tout en conservant un dos plat et un tronc engagé, étirez lentement votre bras droit vers l'avant et votre jambe gauche vers l'arrière. Visualisez votre corps s'étendant du bout de vos doigts jusqu'à votre talon en une longue ligne droite. Sentez vos fessiers et votre tronc s'engager pendant que vous tenez pendant un petit moment.

• **Retour et répétition :** Faites doucement un pas à quatre pattes pour revenir à la posture de départ. Effectuez le même mouvement avec votre bras gauche tendu vers l'avant et votre jambe droite tendue vers l'arrière de l'autre côté. Respirez de manière rythmée et profonde tout au long de l'entraînement.

Avantages du Bardo

• **Renforce le noyau :** Pendant que vous étirez vos membres opposés tout en maintenant une colonne vertébrale neutre, cet exercice teste votre stabilité centrale.

Améliore l'équilibre : La gestion des membres opposés nécessite équilibre et contrôle. Bardo améliore votre coordination générale et votre équilibre.

• **Favorise la flexibilité et réduit la rigidité** : La mobilité de votre colonne vertébrale est progressivement augmentée par l'étirement délibéré de vos membres.

- **Active les fessiers :**En étendant votre jambe vers l'arrière, vous pouvez cibler vos fessiers en plus de votre tronc pour un exercice plus approfondi.

Conseils de réussite :

- **Commencez lentement et de manière contrôlée :** Faites plus attention au maintien d'une forme appropriée qu'à la vitesse. Déplacez-vous lentement et délibérément pour tirer le meilleur parti de l'entraînement.

- **Gardez votre cœur engagé** : Gardez votre colonne vertébrale dans une position neutre et faites glisser votre nombril vers votre colonne vertébrale pendant toute l'action.

- **Ne pas hyper étendre :** Évitez de cambrer le bas du dos ou d'étendre excessivement votre colonne vertébrale. Maintenez une colonne vertébrale longue et neutre pendant l'entraînement.

Modifications pour une difficulté supplémentaire :

- **Soulevez vos genoux :** Pour un entraînement de base supplémentaire, essayez de soulever légèrement votre genou étendu du sol lorsque vous êtes à l'aise avec le bardo fondamental.

- **Chien d'oiseau pondéré** : Pour ajouter encore plus de difficulté, placez de petits poids dans votre main et votre pied tendus pour offrir plus de résistance.

3.1.2. Le Roll-Up Pilâtes : une façon chic de muscler ses abdominaux

Le roll-up Pilâtes est un exercice sophistiqué qui fait travailler les muscles profonds et superficiels de toute votre paroi abdominale. C'est une excellente façon de pimenter votre programme Wall Pilâtes avec une certaine diversité et difficulté car il demande du contrôle et de la coordination.

- **Position de départ :** Placez vos pieds au niveau du sol, les genoux pliés et le dos contre le mur. Pour maintenir une position neutre de la colonne vertébrale, ramenez votre nombril vers votre colonne vertébrale et appuyez le bas de votre dos contre le mur. Cela engagera votre cœur. Étirez votre cou et levez les yeux, juste un petit peu.

- **Le Roll-Up :** Relâchez progressivement votre souffle et décollez lentement votre colonne vertébrale du mur, une vertèbre à la fois, jusqu'à ce que vous soyez assis, le torse droit. Tout au long de l'exercice, maintenez votre corps actif et essayez de ne pas cambrer le dos. Imaginez-vous vous préparer comme sur un tapis Pilâtes.

- **Le menu déroulant :** Respirez, puis roulez lentement vers l'arrière, une vertèbre à la fois, jusqu'à ce que votre dos soit à plat contre le mur lorsque vous recommencez. Tout au long du déroulement, gardez le contrôle et l'engagement fondamental.

Avantages du tapis Pilâtes enroulable :

- **Renforce les abdominaux :** En travaillant tous vos muscles abdominaux, y compris le droit de l'abdomen (souvent appelé «muscle du six pack») et l'abdomen transversal profond, vous pouvez construire un tronc plus fort et plus défini.

Améliore la mobilité de la colonne vertébrale : en déplaçant progressivement votre colonne vertébrale, le roll-up favorise la flexibilité et réduit la raideur.

- **Améliore la coordination :** Le roll-up nécessite une respiration précise et une coordination des mouvements. Votre contrôle général et votre coordination s'amélioreront après avoir effectué cet entraînement.

- **Améliore la conscience du corps :** Le roll-up vous fait prêter attention à la façon dont votre corps bouge et à la façon dont votre tronc est engagé. Vous pourrez devenir plus conscient de votre corps et de ses talents grâce à cette pratique.

Conseils de réussite :

- **Faites passer la qualité avant la quantité :** Il est crucial d'exécuter correctement le roll-up plutôt que de faire de nombreuses répétitions. Commencez lentement et concentrez-vous sur des mouvements délibérés.

● **Gardez votre menton rentré :** Évitez de cambrer votre cou. Pensez à rentrer

3.2. Relever la barre : difficultés fondamentales complexes

Prêt à défier les limites de votre cœur ? Il est temps d'explorer le domaine des défis avancés du Wall Pilâtes, maintenant que vous maîtrisez les routines de base et de base. Votre pratique du Wall Pilâtes atteindra de nouveaux sommets avec ces entraînements qui mettront votre équilibre, votre contrôle et votre force de base à l'épreuve.

3.2.1. Cercles de jambes torsadés : coordination de base charmante

Cet entraînement dynamique teste votre équilibre et votre coordination tout en renforçant votre tronc. Les cercles de jambes torsadées sont un excellent moyen d'ajouter un élément stimulant mais agréable à votre exercice Wall Pilâtes.

● **Position de départ :** Placez vos pieds écartés à la largeur des hanches, le dos contre un mur et votre distance par rapport au mur à une longueur de bras. Penchez-vous en arrière et placez vos coudes juste sous vos épaules pendant que vous posez vos avant-bras à hauteur d'épaule sur le mur. Tirez votre nombril vers votre colonne vertébrale pour activer votre tronc tout en gardant votre colonne vertébrale dans une position neutre.

• **Le Mouvement :** Avec votre pied fléchi et votre hanche carrée, étendez une jambe directement sur le côté. Commencez à déplacer votre jambe étendue en petits cercles tout en maintenant un dos plat contre le mur et un noyau engagé. Respirez en rythme et profondément tout au long de l'exercice.

• **La torsion :** Ajoutez une torsion difficile une fois que vous avez terminé un cercle avec votre jambe. Lorsque vous ramenez votre jambe au centre, tournez légèrement votre corps pour suivre la jambe qui tourne. Ensuite, faites pivoter légèrement votre torse dans l'autre sens tout en étirant votre jambe. Tout au long du mouvement, maintenez le contrôle et l'engagement de base.

Avantages des cercles de jambes torsadées :

• **Défi de base avancé :** Avec la torsion incluse, cet exercice nécessite un tronc solide pour gérer les cercles de jambes et maintenir une posture appropriée.

Coordination améliorée : associer les mouvements des jambes aux rotations du torse teste votre contrôle et votre coordination, augmentant ainsi votre niveau de conscience de l'ensemble de votre corps.

Équilibre amélioré : Vous pouvez améliorer votre proprioception (conscience du corps dans l'espace) et votre équilibre en effectuant des torsions et des cercles sur une jambe tout en restant stable.

● **Résistance et flexibilité améliorées** : Les cercles de jambes mettent votre flexibilité au défi tout en travaillant vos ischio-jambiers, vos fessiers et votre tronc.

Conseils de réussite :

● **Commencez petit** : Pour avoir une idée du mouvement, commencez par de petits rebondissements et cercles. Au fur et à mesure que vous atteignez le contrôle, augmentez progressivement le diamètre de vos cercles et l'angle de rotation de votre corps.

● **Préserver l'engagement de base** : Tout au long des tours, assurez-vous que votre tronc reste tendu. Tout au long de l'exercice, faites attention à tirer votre nombril vers votre colonne vertébrale.

● **Faites attention à votre respiration** : Pour garder le contrôle et oxygéner vos muscles, respirez profondément et régulièrement.

3.2.2. Le défi du teaser : gagner en précision et en contrôle

Le teaser est une pratique stimulante du Wall Pilâtes qui nécessite un travail de base très précis et contrôlé. Vous vous sentirez mis au défi et accompli après avoir mis à l'épreuve votre force et votre stabilité de base avec cet excellent exercice.

- **Position de départ :** Placez vos pieds au niveau du sol, les genoux pliés et le dos contre le mur. Pour maintenir une position neutre de la colonne vertébrale, ramenez votre nombril vers votre colonne vertébrale et appuyez le bas de votre dos contre le mur. Cela engagera votre cœur. Étirez votre cou et levez les yeux, juste un petit peu.

- **Le teaser** : Expirez lentement, allongez votre colonne vertébrale et étendez vos bras vers l'avant, paumes vers le bas. Ne cambrez pas le bas du dos ; au lieu de cela, gardez le dos long et plat. Pour empêcher vos hanches de décoller du sol, gardez vos fessiers serrés et votre tronc actif. Ressentez l'engagement dans tout votre corps, en particulier au niveau de votre cœur, pendant que vous maintenez cette position pendant quelques secondes.

- **Le retour :** Inspirez et revenez soigneusement en arrière, une vertèbre à la fois, jusqu'à ce que votre dos soit à plat contre le mur lorsque vous recommencez. Tout au long du mouvement, maintenez le contrôle et l'engagement de base.

Avantages du teaser

- **Défi de base ultime :** Pour maintenir une forme correcte tout au long de l'entraînement, vous devez posséder une force et une stabilité extraordinaires.

- **Améliore la posture :** Le teaser appelle à garder une colonne vertébrale longue et droite, ce qui favorise un bon alignement et une bonne conscience du tronc.

- **Renforcement et coordination :** Cet entraînement teste votre coordination et votre contrôle tout en renforçant les muscles de vos jambes, de vos épaules et de votre tronc.

Concentration mentale : Pour conserver une forme et une stabilité appropriées, le teaser nécessite de la concentration.

Conseils de réussite :

- **Commencez par les modifications :**Commencez par une version modifiée si le teaser complet s'avère trop difficile. Tenez vos bras à vos côtés ou levez-les simplement à mi-chemin.

- **Faites attention au contrôle :** Assurez-vous de bouger doucement et intentionnellement pendant tout l'exercice. Mettez davantage l'accent sur la préservation d'une forme appropriée que sur la vitesse.

- **Respirez profondément et régulièrement :** Cela vous aide à garder le contrôle et donne à vos muscles plus d'oxygène, ce qui améliore les performances.

CHAPITRE 4:

FORMER VOS MEMBRE INFÉRIEURS

4. Renforcer les bases avec des exercices pour les jambes et les fessiers

Maintenant que vous avez développé un tronc solide et surmonté certains obstacles majeurs, tournons notre attention vers le bas de votre corps. Wall Pilâtes propose une gamme d'exercices particulièrement conçus pour développer et façonner vos fessiers et vos jambes, vous donnant ainsi un corps rond et puissant. En prélude à des entraînements plus difficiles, nous commencerons par des exercices de base axés sur ces groupes musculaires importants.

4.1.1. La reine des exercices pour le bas du corps : les squats muraux

Pour cause, l'un des exercices de base du Wall Pilâtes est le wall squat. Cet exercice complexe cible vos quadriceps, vos fessiers, vos ischio-jambiers et vos mollets tout en faisant travailler plusieurs groupes musculaires à la fois. Voici comment réaliser un Wall squat correctement et avec une forme impeccable :

- **Position de départ :** Placez vos pieds à la largeur des hanches, à environ deux pieds du mur, et appuyez votre dos à plat contre celui-ci. Tirez votre nombril vers votre colonne vertébrale pour activer votre tronc tout en gardant votre colonne vertébrale dans une position neutre. Gardez vos épaules baissées et détendues, loin de vos oreilles.

- **Le squat :** À mesure que vous vous approchez assis sur une chaise, abaissez-vous progressivement. Le dos à plat contre le mur, pliez les genoux et repoussez vos hanches. Assurez-vous que vos genoux ne s'affaissent pas vers l'intérieur et qu'ils passent par-dessus vos chevilles. Descendez aussi bas que vous pouvez maintenir une bonne forme en toute sécurité, ou jusqu'à ce que vos cuisses soient parallèles au sol.

- **La cale :** Maintenez la position accroupie pendant un court instant tout en remarquant le fonctionnement de vos quadriceps, de vos fessiers et de votre tronc. Respirez régulièrement et profondément tout le temps que vous tenez.

- **La montée :** Maintenez un dos droit et un tronc engagé pendant que vous poussez vos talons pour revenir à la position de départ.

Les avantages des squats muraux

- **Développe la force du bas du corps :** Les squats muraux font travailler vos quadriceps, fessiers, ischio-jambiers et mollets, donnant au bas de votre corps plus de puissance et de définition.

- **Améliore la stabilité et l'équilibre :** Maintenir une forme appropriée pendant les squats exige un équilibre et une activation de base. Votre tronc devient plus fort et votre stabilité globale s'améliore avec cet entraînement.

- **Favorise la flexibilité et une plus large amplitude de mouvement :** Les squats aident à améliorer la mobilité de vos chevilles, genoux et hanches.

- **Mouvement fonctionnel :** L'un des schémas de mouvement humains les plus fondamentaux, l'accroupissement est utilisé dans les tâches quotidiennes. Vous pouvez améliorer votre mobilité quotidienne et votre condition physique fonctionnelle en renforçant votre squat.

Conseils de réussite :

- **Faites attention au formulaire :** Pour tirer le meilleur parti des squats muraux et éviter les blessures, la forme est essentielle. Tout au long de l'exercice, maintenez votre dos droit, vos genoux au-dessus de vos chevilles et votre corps actif.

- **Ne forcez pas la profondeur :** Utilisez une bonne technique et évitez de vous accroupir plus bas que vous ne pouvez l'atteindre confortablement. Augmentez progressivement la profondeur de vos squats à mesure que votre force et votre flexibilité augmentent.

● **Engagez votre noyau :** Pour protéger le bas de votre dos et garantir un alignement approprié, gardez votre tronc engagé tout au long du squat.

Préparez-vous à une tâche plus difficile :

Après avoir maîtrisé le squat fondamental, intégrez les impulsions dans l'action en bas. Abaissez légèrement votre corps pendant un petit moment, puis revenez en position de maintien. Répétez plusieurs fois, puis tenez-vous droit.

●**Tenez avec des poids :**Vous pouvez ajouter une difficulté supplémentaire au Wall squat en tenant de petits haltères dans vos mains.

4.1.2. Variations du pont : développer vos ischio-jambiers et vos fessiers

Un autre exercice essentiel du Wall Pilâtes qui cible vos ischio-jambiers et vos fessiers est le pont. Vous pouvez également travailler votre cœur et remettre en question votre équilibre avec des variations. Voici comment exécuter un pont fondamental avec une forme correcte :

- **Position de départ :** Écartez vos pieds à la largeur des hanches et allongez-vous sur le dos, les genoux pliés. Avec vos paumes vers le bas, placez vos bras à vos côtés. Tirez votre nombril vers votre colonne vertébrale pour activer votre tronc.

- **L'Ascenseur :** En élevant progressivement vos hanches, vous aiderez votre corps à former une ligne droite allant de vos épaules à vos genoux. Contractez vos ischio-jambiers et vos fessiers au plus fort de l'exercice. Sentez vos fessiers et votre tronc s'engager pendant que vous tenez pendant un petit moment.

- **Le inférieur :** Pendant que vous ramenez lentement vos hanches à la position de départ, gardez votre tronc engagé tout le temps.

Avantages du pont :

- **Renforce les fessiers :** Les ponts sont un excellent entraînement qui cible et tonifie vos muscles fessiers, vous donnant un corps tonique et surélevé.

- **Renforce et élargit les ischio-jambiers :** Cet exercice renforce et élargit également les muscles ischio-jambiers, situés à l'arrière des cuisses.

- **Renforce le noyau :** Pour garder votre colonne vertébrale neutre tout au long du pont, vous devez engager votre tronc, ce qui renforce votre tronc et augmente votre stabilité globale.

- **Exercice à faible impact :**Les ponts sont un exercice qui convient aux personnes de tous niveaux de forme physique, car ils ont peu d'impact et ménagent les articulations.

2. Exercices avancés pour les jambes et les fessiers pour la sculpture

Maintenant que vous maîtrisez les mouvements de base des jambes et des fessiers du Wall Pilâtes, il est temps de progresser dans votre pratique et de développer un bas du corps entièrement défini. Ces entraînements difficiles mettent votre équilibre et votre coordination à l'épreuve tout en vous concentrant sur des zones musculaires particulières pour des résultats étonnants.

4.2.1. Squats sur une jambe : développer la stabilité et la force d'un côté

Le squat sur une jambe est une variante du squat mural qui fait travailler vos quadriceps et vos fessiers tout en testant votre équilibre et votre force de base. Voici comment effectuer correctement cette tâche :

- **Position de départ :** Placez vos pieds écartés à la largeur des hanches, le dos contre un mur et votre distance par rapport au mur à une longueur de bras. Pen chez-vous en arrière et placez vos coudes juste sous vos épaules pendant que vous posez vos avant-bras à hauteur d'épaule sur le mur. Tirez votre nombril vers votre colonne vertébrale pour activer votre tronc tout en gardant votre colonne vertébrale dans une position neutre.

- **Le squat :** Maintenez une hanche carrée et un pied fléchi pendant que vous étendez une jambe directement devant vous. Abaissez-vous lentement, en pliant le genou de votre jambe debout, comme si vous vous prépariez à vous asseoir sur une chaise. Maintenez un dos plat sur le mur et un noyau serré. Allez aussi bas que possible confortablement avec une forme correcte, ou jusqu'à ce que votre cuisse debout soit parallèle au sol.

- **La montée :** Maintenez un dos droit et un tronc engagé pendant que vous poussez votre talon pour revenir à la position de départ. En gardant votre forme correcte tout le temps, répétez sur la jambe opposée.

Les avantages des squats sur une jambe

- **Développement unilatéral de la force :** En exerçant chaque jambe séparément, cet exercice favorise les déséquilibres de force et augmente la force totale des jambes.

Stabilité et équilibre améliorés : Pour maintenir une bonne technique pendant les squats sur une seule jambe, un engagement de base et un équilibre sont nécessaires. Votre stabilité générale et votre équilibre seront grandement améliorés par cette pratique.

- **Activité de base supérieure** : Lorsqu'on se tient debout sur une jambe, il faut beaucoup d'activité de base pour être stable et droit.

- **Définition du grand fessier** : Comparés aux squats ordinaires, les squats sur une jambe donnent à vos fessiers un aspect plus concentré et défini.

Conseils de réussite :

- **Faites attention à la stabilité** : Gardez bien votre équilibre tout au long du mouvement. Tenez-vous doucement contre le mur pour vous soutenir si vous rencontrez des difficultés jusqu'à ce que vous ayez acquis confiance.

- **Maintenez votre corps serré** : Lors de l'exécution de squats sur une seule jambe, un noyau solide est nécessaire pour une technique et une stabilité optimales. Tirez votre nombril vers votre colonne vertébrale pour activer votre tronc.

- **Mouvements lents et contrôlés** : Effectuez des squats sur une jambe de manière lente et contrôlée. Mettez davantage l'accent sur la préservation d'une forme appropriée que sur la vitesse.

Avancées pour une difficulté croissante :

- **Tenir des poids** : Pour un défi supplémentaire, une fois que vous êtes à l'aise avec les squats au poids du corps, tenez des haltères légers dans chaque main.

- **Affinez votre position :** Pour relever un défi encore plus grand, pensez à faire des squats sur une seule jambe tout en adoptant une position plus étroite. Cela mettra encore plus à rude épreuve votre force et votre équilibre.

4.2.2. Bridges et Pulse Squats : augmenter l'engagement musculaire

Les variations de pouls sont un excellent moyen d'augmenter l'activation musculaire et d'offrir un niveau de défi supplémentaire à vos squats et ponts standards. Ce qui suit explique comment ajouter des impulsions à votre exercice Wall Pilâtes :

Squats avec impulsions :

Étape 1: Accroupissez-vous normalement contre le mur, en amenant vos cuisses parallèles au sol.

- Au bas de l'action, faites de petites impulsions plutôt que de monter complètement. Abaissez légèrement votre corps pendant un petit moment, puis revenez en position de maintien. Répétez plusieurs fois, puis tenez-vous droit.

- Cette action pulsée allonge le temps de tension de vos quadriceps et fessiers, ce qui améliore l'activation et la définition musculaire.

Ponts de pouls :

- Respecter les directives pour la tâche fondamentale de pont.

• Une fois que vous êtes en position de pont supérieure, avec votre corps en ligne droite et vos hanches relevées, prenez quelques petites impulsions. Vos hanches doivent se soulever un peu lorsque vous contractez vos fessiers, puis retomber quelque peu sans toucher le sol. Répétez ces impulsions plusieurs fois avant de ramener lentement vos hanches à la position de départ.

•L'éclatement des ponts fait travailler plus fort vos ischio-jambiers et vos fessiers, ce qui vous donne un corps plus tonique et profilé.

Avantages des différentes légumineuses :

Période de tension améliorée : les impulsions prolongent la durée pendant laquelle vos muscles sont tendus, ce qui entraîne une activation et une expansion musculaires accrues.

• **Meilleure définition musculaire** : Les variations de pouls aident à façonner et à définir vos ischio-jambiers, quadriceps et fessiers en améliorant l'activation musculaire.

Contrôle de base amélioré : La stabilité et le contrôle du noyau sont nécessaires pour maintenir une bonne forme tout au long des impulsions.

• **Boosta métabolique** : Votre entraînement bénéficiera d'un boosté métabolique grâce à l'action pulsée, ce qui pourrait légèrement augmenter votre fréquence cardiaque.

Conseils de réussite :

Donnez la priorité à la qualité plutôt qu'à la quantité : évitez de sacrifier la forme en faveur de la vitesse ou d'un nombre d'impulsions élevé. Concentrez-vous sur l'exécution d'impulsions délibérées et bien contrôlées avec une forme appropriée.

- **Respirez profondément** : continuez à respirer profondément et de manière rythmée.

CHAPITRE 5:

BRAS ET ÉPAULES : LIBÉREZ VOTRE SCULPTEUR INTÉRIEUR

Développer la force du haut du corps : n'oubliez pas le haut du corps !

Bien que le Wall Pilâtes soit idéal pour tonifier le bas du corps et le tronc, un entraînement efficace ne doit pas ignorer le haut du corps. Afin de garantir un physique équilibré et puissant, nous passerons en revue dans cette section les entraînements axés sur vos bras, vos épaules et votre poitrine. Wall Pilâtes vous permet d'ajuster votre pratique à votre niveau de compétence actuel avec des modifications disponibles pour différents niveaux de forme physique.

Pompes murales : ajustements pour chaque niveau

Les pompes murales sont un excellent entraînement pour renforcer le haut du corps qui cible vos épaules, vos triceps et votre poitrine. Cependant, les pompes traditionnelles peuvent être difficiles pour les novices. Une solution avec des adaptations qui permet de renforcer progressivement le haut du corps est apportée par le Pilâtes mural.

Les avantages des pompes murales

- **Renforce le haut du corps :** En vous concentrant sur vos épaules, vos triceps et votre poitrine, les pompes murales aident à définir et à renforcer le haut de votre corps.

- **Améliore l'engagement de base :** Pour effectuer correctement des pompes murales, votre tronc doit être engagé, renforçant ainsi tout votre corps et améliorant la stabilité.

- **Activité à faible impact :** Les pompes murales sont une activité qui convient à tous les niveaux de forme physique car elles ont peu d'impact et ménagent les articulations.

- **Progression possible :** Vous pouvez progresser vers des variétés de plus en plus difficiles à mesure que vous devenez plus fort.

Ajustements pour différents niveaux :

- **Démarreur :** Placez-vous près d'un mur, à environ une longueur de bras, les pieds écartés à la largeur des hanches. Posez vos paumes à plat à hauteur d'épaule sur le mur. Avec le dos droit et le tronc serré, pliez les coudes et abaissez progressivement votre poitrine vers le mur. Revenez à la position de départ en poussant.

- **Intermédiaire :** Pour rendre la tâche plus difficile, éloignez vos pieds du mur. Il faut plus de puissance dans le haut du corps pour s'éloigner du mur dans cette situation.

Avancé : essayez de faire des pompes sur un mur incliné pour un défi encore plus grand. Localisez un comptoir stable ou une zone surélevée juste un peu plus basse que la hauteur des épaules. Avec vos mains à plat sur le sol, exécutez des pompes tout en gardant votre forme correcte.

Respirer profondément: Tout au long de l'exercice de pompes, continuez à respirer profondément et de manière rythmée.

- **Commencez lentement et augmentez votre force progressivement:** Si vous ne pouvez pas faire beaucoup de pompes murales au début, n'abandonnez pas. Au fur et à mesure que vous acquérez de la force, augmentez progressivement le nombre de répétitions à partir d'un point de départ gérable.

Variations sur les élévations d'épaules : se concentrer sur divers groupes musculaires

Les exercices qui peuvent être ajustés pour cibler différentes zones musculaires de l'épaule comprennent les levées d'épaule. Pour un exercice complet du haut du corps, considérez la répartition suivante des levées et variations fondamentales des épaules :

Lifting simple des épaules :

- Écartez vos pieds à la largeur des hanches et contractez votre tronc. Avec chaque main, tenez un petit haltère (ou, si vous préférez, utilisez votre poids corporel pour les entraînements).

- Étendez vos bras sur les côtés jusqu'à ce qu'ils soient à la hauteur des épaules, en gardant les paumes vers le bas et les coudes légèrement pliés. Au sommet de l'exercice, comprimez fermement vos omoplates l'une contre l'autre.

Ramenez vos bras sur vos côtés de manière délibérée.

Avantages des levées d'épaules de base

- **Renforce les épaules :** En se concentrant sur les deltoïdes médiaux, ou sur le dessus des épaules, cet exercice augmente la force et la définition de vos épaules.

Changements pour divers groupes musculaires :

- **Élévations latérales :** Levez vos bras sur les côtés jusqu'à ce qu'ils soient parallèles au sol tout en tenant des haltères pour faire travailler vos deltoïdes latéraux ou les muscles sur les côtés de vos épaules. Remettez vos bras dans leur position basse naturelle.

- **Élévations frontales :** Levez vos bras droit devant vous jusqu'à ce qu'ils soient à la hauteur des épaules tout en tenant des haltères pour faire travailler vos deltoïdes antérieurs ou les muscles sur le devant de vos épaules. Remettez vos bras dans leur position basse naturelle.

5. Exercices avancés : sculpter les épaules et les bras

Maintenant que vous maîtrisez les exercices de base du haut du corps de Wall Pilâtes, il est temps de vous mettre au défi et de tonifier vos épaules et vos bras ! Votre force, votre stabilité et votre contrôle seront mis à l'épreuve par ces variantes difficiles, qui vous aideront à développer un haut du corps tonique et défini.

Élevez votre pratique avec des pompes Pilâtes sur le mur

Les pompes Pilâtes avec le mur sont une variante avancée des pompes murales standard qui intègrent le mouvement des jambes et l'activation du tronc pour un entraînement intense et dynamique. Voici comment effectuer correctement cette tâche :

Position initiale:

● Placez-vous près d'un mur, à environ une longueur de bras, les pieds écartés à la largeur des hanches. Posez vos mains à plat à hauteur d'épaule sur le mur avec vos doigts légèrement pointés vers l'intérieur. Tirez votre nombril vers votre colonne vertébrale pour activer votre tronc tout en gardant votre colonne vertébrale dans une position neutre.

Le mouvement:

• Tout en effectuant des pompes, abaissez régulièrement votre poitrine vers le mur et étirez une jambe droite derrière vous, en maintenant une hanche carrée et un pied fléchi. Continuez à aligner votre tête et votre talon étendu en ligne droite.

• Abaissez-vous jusqu'à ce que votre jambe tendue reste droite et que votre poitrine soit à une distance confortable du mur. Reposez votre pied sur le sol à côté de votre autre jambe en utilisant vos triceps et votre tronc pour revenir à la position de départ.

• Abaissez-vous et tendez la jambe adverse vers l'arrière pour répéter l'action. Respirez de manière rythmée et profonde tout au long de l'entraînement.

Avantages des pompes Pilâtes :

• Défi avancé du haut du corps : Cet entraînement cible vos épaules, vos triceps et votre poitrine et nécessite plus de force et de stabilité que de simples pompes murales.

• Engage les jambes et le noyau : Étirer votre jambe teste la stabilité de votre tronc et fait travailler vos jambes dans le cadre d'un exercice plus complet.

- **Améliore la coordination :** Vous pouvez améliorer le contrôle total et la coordination de votre corps en coordonnant l'action des pompes avec l'extension des jambes.

- **Augmentation de la difficulté :** Vous pouvez progressivement vous éloigner du mur pour une tâche plus difficile à mesure que vous acquérez de la force.

Conseils de réussite :

- **Faites attention à la technique :** pour tirer le meilleur parti des pompes Pilâtes et éviter les blessures, une bonne technique est cruciale. Tout au long de l'exercice, gardez vos coudes à proximité de votre corps, maintenez une colonne vertébrale neutre et activez votre tronc.

- **Commencez lentement et de manière contrôlée :** Abordez cet entraînement avec prudence et progressivement. Mettez davantage l'accent sur la forme que sur la vitesse.

- **Ajustez si nécessaire :** Si vous trouvez trop difficile d'étirer une jambe vers l'arrière, commencez par plier un peu votre genou tendu pour plus de soutien.

Cercles de bras légers : augmentation de l'intensité pour tonifier

Les exercices comme les cercles de bras sont parfaits pour tonifier vos épaules et vos bras, mais ils deviennent beaucoup plus efficaces lorsque vous ajoutez des poids modestes au mélange. Voici comment ajouter des cercles de bras à votre exercice Wall Pilâtes en utilisant de petits poids :

Position initiale:

• Écartez vos pieds à la largeur des hanches et contractez votre tronc. Avec vos bras tendus sur les côtés à hauteur d'épaule et vos paumes tournées vers le bas, tenez un petit haltère dans chaque main.

Le mouvement:

• Faites de petits mouvements délibérés avec vos bras tout en les gardant tendus. Après un certain nombre de cercles avant, passez aux cercles arrière pour une série supplémentaire de répétitions.

Avantages des cercles de bras lestés :

Engagement musculaire supplémentaire : en augmentant la résistance avec des poids modestes, vous pouvez travailler davantage vos épaules, vos biceps et vos triceps.

Tonification améliorée : les cercles de bras délibérés utilisant des poids encouragent la définition et la mise en forme des muscles du haut de vos bras et de vos épaules.

Coordination améliorée : votre équilibre et votre coordination sont testés lorsque vous effectuez des cercles de bras avec une forme et un contrôle corrects.

● **Boosta cardiovasculaire :** Le mouvement constant des bras peut augmenter un peu votre fréquence cardiaque, donnant ainsi un peu plus de cardio à votre entraînement.

Conseils de réussite :

● **Choisissez des poids légers :** utilisez un poids qui vous permettra de compléter les cercles de bras avec la forme correcte pendant toute la durée de la série. Il est préférable d'utiliser des poids plus petits et de conserver une forme parfaite plutôt que d'utiliser des poids plus élevés et de sacrifier la forme.

● **Faites attention au contrôle** : Évitez de faire de grands mouvements radicaux et faites plutôt de petits cercles contrôlés. Faites attention au mouvement de vos bras avec vos muscles, pas avec votre élan.

● **Maintenez une posture correcte :** tout au long de l'entraînement, gardez le dos droit et votre corps actif. Ne cambrez pas le bas du dos et ne baissez pas les épaules.

CHAPITRE 6:

LOCALISEZ VOTRE CENTRE : UTILISER LE WALL PILÂTES POUR RÉDUIRE LE STRESS

L'astuce de réduction du stress de la femme occupée : trouver la paix parmi le chaos

Même la femme la plus talentueuse peut être confrontée à une surcharge et à du stress lorsqu'elle doit jongler avec ses objectifs personnels, ses obligations familiales et les exigences du travail. Un stress persistant peut avoir un effet désastreux sur votre bien-être physique et émotionnel, affectant tout, depuis votre système immunitaire jusqu'à la qualité de votre sommeil.

La bonne nouvelle est que le Pilâtes mural existe comme remède à ce cercle vicieux de tension. Mais avant de commencer les exercices, examinons de plus près le stress et apprenons quelques méthodes de respiration efficaces que vous pouvez utiliser comme méthode de référence pour vous concentrer et vous détendre, même au milieu du quotidien.

Reconnaître les effets du stress sur votre santé physique et mentale

Le stress est une réaction normale face à des circonstances difficiles. Des hormones comme le cortisol sont libérées, préparant votre corps au combat ou à la fuite. Cependant, le stress chronique maintient ces niveaux d'hormones à un niveau élevé, ce qui a une série d'effets néfastes :

Physique : Maux de tête, tensions musculaires, problèmes gastro-intestinaux, immunité compromise et risque plus élevé de maladies à long terme, notamment le diabète et les maladies cardiaques.

Mental : Lassitude, anxiété, irritation, difficulté à se concentrer et difficulté à dormir.

Méthodes de respiration pour la concentration et la relaxation

L'un des outils les plus efficaces dont vous disposez pour contrôler votre réaction au stress est votre respiration. Le stress rend votre respiration superficielle et rapide. Vous pouvez demander à votre corps de se détendre et d'engager votre système nerveux parasympathique, parfois appelé système « repos et digestion », en utilisant des exercices de respiration profonds et délibérés. Vous pouvez utiliser ces deux méthodes de respiration efficaces dans votre pratique de Wall Pilâtes :

Respirer profondément de manière diaphragmatique :

1. Lorsque vous êtes assis ou debout, choisissez une position confortable. Vos épaules doivent être roulées vers l'arrière et vers le bas et votre dos doit être droit mais détendu.

2. Posez une main sur votre poitrine et l'autre, légèrement en dessous de votre cage thoracique, sur votre ventre.

3. Inspirez calmement et profondément par le nez. Lorsque vous inspirez, sentez votre poitrine rester essentiellement statique tandis que votre ventre grossit.

4. Avec vos lèvres pincées, expirez doucement, lentement et complètement. Ce faisant, sentez votre abdomen se contracter légèrement.

5. Le schéma respiratoire idéal est une expiration de 8 secondes, une attente de 6 secondes et une inhalation de 4 secondes. Passez quelques minutes à vous entraîner, en faisant attention à votre respiration et en laissant chaque expiration détendre votre corps.

Respirer dans une boîte :

1. Avec vos épaules détendues et votre dos droit, asseyez-vous ou tenez-vous debout confortablement.

2.Prenez quatre respirations calmes par le nez.

3. Pendant quatre temps, retenez votre souffle.

4. Quatre respirations calmes via les lèvres pincées doivent être expirées.

5. Après avoir relâché votre souffle, retenez-le pendant quatre temps.

6.Pendant plusieurs minutes, continuez à répéter ce rythme respiratoire tout en faisant attention à la façon dont votre respiration entre et sort de votre corps.

Avantages des méthodes de respiration :

* **Diminue le stress :** En déclenchant la réponse de relaxation, en réduisant les niveaux de cortisol et en favorisant des sensations de respiration calme, profonde et régulée, nous aidons à réduire le stress.

* **Améliore la concentration :** Vous pouvez calmer vos pensées et mieux vous concentrer en faisant attention à votre respiration.

* **Augmente les niveaux d'énergie :** Respirer profondément aide votre corps et votre esprit à être plus oxygénés, ce qui vous fait sentir plus alerte et concentré.

* **Améliore le bien-être général :** Des exercices de respiration réguliers ont un effet bénéfique sur votre humeur, votre niveau de sommeil et votre bien-être général.

Lorsque ces exercices de respiration sont couplés aux mouvements délibérés du Wall Pilâtes, ils deviennent encore plus efficaces. Nous verrons dans la partie suivante comment les exercices de Wall Pilâtes peuvent vous aider à réduire encore plus le stress et à faire de votre vie trépidante un havre de paix.

Exercices de Pilâtes muraux déstressant : relâchez les tensions et découvrez le calme intérieur

Maintenant que vous savez à quel point le travail respiratoire peut être efficace pour réduire le stress, voyons comment les mouvements Wall Pilâtes peuvent fonctionner en tandem avec ces méthodes pour produire un entraînement qui vous aide vraiment à vous déstresser. Combinant des mouvements réfléchis avec une respiration profonde pour favoriser la relaxation, augmenter la flexibilité et réduire le stress, le Pilâtes mural offre une façon douce mais efficace de faire de l'exercice. Voici deux superbes poses de Wall Pilâtes pour vous aider à vous détendre et à retrouver la paix intérieure en fin de journée :

Flux relaxant chat-vache : relâcher la tension vertébrale

L'un des principaux exercices du Wall Pilâtes est le flux chat-vache, bien connu pour ses effets calmants et ses étirements doux. Il est incroyablement efficace pour faciliter la mobilité de la colonne vertébrale, soulager le stress et favoriser la sérénité.

Position initiale:

Placez vos mains directement sous vos épaules et écartez vos jambes à la largeur des hanches lorsque vous êtes à quatre pattes. Tirez votre nombril vers votre colonne vertébrale pour activer votre tronc. Étirez votre cou et baissez légèrement les yeux.

Le mouvement:

• Inspirez lorsque votre tête se lève légèrement et que votre ventre retombe vers le sol tandis que vous cambrez doucement votre dos. Sentez votre poitrine s'ouvrir et votre colonne vertébrale s'allonger.

• Pendant que vous faites le tour du dos et que vous tirez votre menton vers votre poitrine, relâchez votre souffle et contractez vos muscles centraux. Imaginez votre dos courbé comme la forme courbée d'un chat.

• Alignez votre respiration avec le mouvement : respirez en vous cambrant dans la position de la vache et relâchez-la lorsque vous tournez dans la pose du chat.

• Transition en douceur entre les postures rondes et cambrées, en faisant attention au rythme relaxant de votre respiration et au léger étirement de votre colonne vertébrale. Inspirez et expirez de nombreuses fois selon ce rythme chat-vache.

Avantages du flux vache-vache :

* **Réduction du stress :** Les mouvements délibérés et la respiration profonde du flux chat-vache encouragent la relaxation et réduisent les produits chimiques de stress comme le cortisol.

* **Mobilité vertébrale :** Cet exercice améliore la flexibilité et réduit la raideur en étirant doucement et mobiliser votre colonne vertébrale.

* **Meilleure posture :** Le flux chat-vache développe les muscles nécessaires à une bonne posture, ce qui se traduit par un meilleur alignement et une apparence plus assurée.

* **Connexion corps-esprit** : En vous concentrant sur votre respiration et vos mouvements, vous pouvez créer une conscience paisible du moment présent et une connexion corps-esprit.

Lifting des jambes en position couchée avec travail respiratoire : encourager le calme intérieur et la relaxation

Après une dure journée, essayez cet exercice de levée de jambe en décubitus dorsal, doux mais puissant, pour vous détendre. Associé à une respiration concentrée, il étire vos ischio-jambiers, améliore l'engagement de base et encourage une relaxation profonde.

Position initiale:

• Allongez-vous sur le dos, les pieds écartés à la largeur des hanches et les genoux pliés. Avec vos paumes vers le bas, placez vos bras à vos côtés. Tirez votre nombril vers votre colonne vertébrale pour activer votre tronc.

Le mouvement:

• Pendant que vous levez doucement une jambe vers le plafond avec votre pied fléchi, respirez calmement et profondément par le nez. Gardez votre colonne vertébrale dans une position neutre pendant tout le mouvement.

• Expirez doucement et ramenez votre jambe à la position de départ de manière contrôlée. Empêchez le bas de votre dos de se cambrer du sol.

• Répétez le lever de jambe avec la deuxième jambe, en synchronisant votre inspiration et votre expiration avec l'action.

Soulèvement des jambes en position couchée avec avantages du travail respiratoire :

• **Soulagement du stress :** Une respiration profonde et des mouvements lents et délibérés favorisent la relaxation et réduisent les hormones du stress.

• **Étirement des ischio-jambiers :** Cet exercice améliore la flexibilité et soulage les tensions en étirant doucement les muscles de l'arrière des cuisses, ou des ischio-jambiers.

- **Engagement de base** : Afin de maintenir une bonne technique lors des levées de jambes en décubitus dorsal, vos muscles centraux doivent être renforcés, ce qui améliorera votre stabilité globale.

Énergie améliorée et acuité mentale : la respiration profonde et les étirements légers sont deux méthodes de relaxation qui peuvent grandement améliorer la qualité de votre sommeil, entraînant une meilleure santé.

Conseils pour les deux tâches :

Faites attention à votre respiration : synchronisez votre respiration avec les mouvements. Inspirez lorsque vous vous dilatez ou vous allongez, et expirez lorsque vous vous contractez ou vous arrondissez.

- **Déplacez-vous de manière contrôlée et lente :** Évitez les mouvements brusques. Assurez-vous de faire chaque exercice délibérément et à un rythme raisonnable.

- **Faites attention à votre corps :** Évitez de dépasser vos propres limites. Arrêtez l'entraînement et faites une pause si vous ressentez de la douleur.

Établissez une ambiance calme : Pour maximiser les bienfaits déstressants de votre pratique de Wall Pilâtes, tamisez les lumières, allumez des bougies ou écoutez de la musique apaisante.

En ajoutant ces exercices déstressants de Wall Pilâtes à votre routine, vous vous doterez de compétences efficaces pour gérer le stress, développer la sérénité intérieure et établir un havre de paix au milieu du quotidien. Rappelons que la cohérence est essentielle. Les avantages de la réduction du stress augmenteront avec la fréquence à laquelle vous effectuerez ces mouvements conscients et ces exercices de respiration.

CHAPITRE 7:

AUGMENTER VOTRE PLAGE DE MOUVEMENT ET VOTRE FLEXIBILITÉ

Le pouvoir de la flexibilité : agissez en toute confiance et facilité

Être flexible est quelque chose que les femmes occupées ont tendance à négliger dans leur vie trépidante. Prendre le temps de s'étirer peut sembler un luxe lorsque vous avez des courses à faire, des délais de travail à respecter et des obligations familiales. D'un autre côté, si vous négligez la flexibilité, cela peut sérieusement affecter votre santé et votre bien-être en général. Voici pourquoi les femmes occupées feraient bien de donner la priorité à leur flexibilité, en particulier avec Wall Pilâtes.

Flexibilité accrue pour les tâches typiques

Imaginez ne pas avoir besoin d'une échelle pour atteindre des étagères hautes, vous baisser pour ramasser des objets sans effort ou vous retourner avec facilité et plaisir. Être flexible vous permet d'étendre pleinement l'amplitude des mouvements de vos articulations, ce qui facilite et améliore les tâches quotidiennes.

Avantages de l'amplitude de mouvement améliorée :

Activités quotidiennes améliorées : une plus grande flexibilité rend les tâches quotidiennes plus faciles à gérer et moins susceptibles de causer des tensions, comme le jardinage et l'enfilage de chaussures.

- **Résultats améliorés dans d'autres exercices:** Une plus grande flexibilité permet des mouvements plus profonds et une plus grande forme dans d'autres programmes d'entraînement.

- **Risque réduit de chute :** À mesure que nous vieillissons, plus de flexibilité contribue à l'équilibre et à la coordination, ce qui réduit le risque de chutes involontaires.

- **Meilleure posture :** Maintenir une bonne flexibilité réduit l'inconfort du dos et dégage un air de confiance.

Prévenir les blessures : maintenir la force et la flexibilité de votre corps

Les articulations et les muscles raides sont plus sujets aux dommages. Des étirements réguliers peuvent vous aider à maintenir des articulations flexibles et des muscles relâchés, ce qui réduit le risque d'entorses, de foulures et d'autres maladies.

Les avantages de prévenir les blessures

Diminution des douleurs musculaires : les étirements aident à éviter les raideurs et les douleurs musculaires après un exercice.

Temps de récupération amélioré : après l'entraînement, les muscles flexibles récupèrent plus rapidement, vous permettant de continuer à faire de l'exercice et de récupérer plus rapidement.

Circulation sanguine améliorée : Les étirements améliorent la circulation sanguine vers vos muscles, fournissant des nutriments essentiels et de l'oxygène pour soutenir des performances maximales.

● **Diminution du risque de douleur chronique :** Les conditions impliquant une douleur persistante peuvent être exacerbées par des tensions musculaires. Des étirements fréquents peuvent améliorer la santé générale et réduire l'inconfort.

Comment le Pilâtes sur les murs encourage la flexibilité

Une méthode douce mais efficace pour augmenter la flexibilité est fournie par le Pilâtes mural. Les séances d'entraînement conviennent à tous les niveaux de condition physique, y compris aux novices, car elles mettent l'accent sur les étirements conscients et les mouvements contrôlés. Contrairement aux étirements statiques parfois inconfortables, Wall Pilâtes combine la respiration et le mouvement pour créer une expérience d'étirement dynamique et agréable.

Vous élargirez progressivement votre amplitude de mouvement, améliorerez votre flexibilité générale et vous déplacerez avec plus d'effort et de confiance dans toutes les facettes de votre vie en ajoutant le Wall Pilâtes à votre programme. N'oubliez pas que même de petites augmentations de flexibilité peuvent avoir un impact important sur votre santé physique et émotionnelle. Entrez dans une version plus flexible de vous-même et découvrez le pouvoir du mouvement avec Wall Pilâtes.

CHAPITRE 8 :

PILÂTES POUR LES HORAIRES CHARGES : MAINTENIR VOS GAINS

Développer une routine Wall Pilâtes : méthodes pour la fiabilité

Vous avez découvert les nombreux avantages du Wall Pilâtes, comme une réduction plus forte du stress, des bras et des épaules toniques, des jambes et des fessiers sculptés et une flexibilité accrue. L'astuce consiste désormais à inclure régulièrement le Wall Pilâtes dans votre programme. Les tactiques suivantes peuvent vous aider à maintenir votre pratique et à en bénéficier à long terme :

Créer des objectifs sensés et suivre les progrès :

- **Commencez petit :** Ne vous forcez pas trop en essayant de vous entraîner pendant une heure immédiatement. Commencez par des séances plus courtes : environ 15 à 20 minutes, deux ou trois fois par semaine. Augmentez progressivement la durée ou la fréquence à mesure que votre force et votre endurance s'améliorent.

● **Créez des objectifs SMART :** Spécifier, mesurer, atteindre, objectifs pertinents et limités dans le temps. en essayant de « vous mettre en forme », essayez de « faire des séances d'entraînement Wall Pilâtes de 30 minutes trois fois par semaine pendant le mois suivant ».

● **Suivez vos progrès :** Notez vos entraînements, y compris les exercices, les séries et les répétitions, ainsi que tous les progrès que vous constatez. Faire des progrès peut constituer une forte source d'inspiration pour continuer.

Surmonter les défis : stratégies pour respecter votre emploi du temps lorsque les choses deviennent chargées

● **Planifiez votre exercice :** Gérez votre programme Wall Pilâtes comme vous le feriez pour tout autre rendez-vous important. Fixez du temps sur votre calendrier et respectez-le.

Obtenez un partenaire d'entraînement : faire de l'exercice aux côtés d'un ami ou d'un membre de votre famille peut vous aider à rester responsable et à profiter davantage de vos entraînements.

● **Mieux vaut être court que rien :** Plutôt que de renoncer complètement à une pratique de Wall Pilâtes, choisissez de faire une séance rapide de 10 minutes si le temps presse. Même un peu d'exercice maintient l'habitude et est utile.

• **Rendez-le pratique :** Pour assurer une transition en douceur vers une séance de Wall Pilâtes, ayez votre tapis de yoga et votre tenue d'exercice à portée de main.

• **Faites attention aux avantages :** Rappelez-vous votre motivation pour commencer le Pilâtes mural. Rappelez-vous les avantages d'une vie bien remplie sur votre résilience, votre adaptabilité et votre seuil de stress.

• **Restez adaptable :** la vie arrive ! Vous ne devriez pas vous punir si vous sautez un exercice. Reprenez simplement votre session programmée.

• **Célébrez vos réalisations :** Aussi minimes que soient vos réalisations, reconnaissez-les et honorez-les. Cela maintiendra votre motivation et votre élan.

Choisissez une routine Wall Pilâtes que vous aimez : Les cours de fitness et Internet offrent une multitude d'options Wall Pilâtes. Essayez quelques entraînements différents pour voir celui qui correspond le mieux à vos besoins et vous motive.

• **Faites attention à votre corps :** Prenez des jours de congé si nécessaire. Le surmenage peut entraîner des blessures ou un épuisement professionnel.

• **Amusez-vous :** enfilez votre plus belle tenue de sport, allumez des bougies ou écoutez de la musique inspirante.

Établissez un environnement accueillant pour que vous attendiez avec impatience vos séances de Wall Pilâtes.

Vous pouvez surmonter les défis, maintenir votre motivation et intégrer le Wall Pilâtes dans un aspect régulier et épanouissant de votre vie en mettant ces techniques en pratique. Rappelons que la cohérence est essentielle. Vous deviendrez plus fort, plus flexible et moins stressé au fur et à mesure de votre pratique, ce qui vous aidera à affronter les obstacles de la vie avec sang-froid et confiance.

Exercices faciles à faire en courant : exercices de Pilâtes mural de 10 minutes

Nous n'avons pas toujours le temps de faire de longs exercices car la vie peut être très chargée. Cependant, les avantages de l'exercice sont également dus aux femmes occupées ! Wall Pilâtes apporte une réponse avec des entraînements courts et efficaces qui ne nécessitent aucun équipement et peuvent être effectués à tout moment et en tout lieu : tout ce dont vous avez besoin est un mur ! Ces deux exercices Wall Pilâtes de 10 minutes peuvent être facilement inclus dans votre programme quotidien :

La lotion tonique pour tout le corps : une routine pour tout le corps pour les matins exigeants

Ce circuit de 10 minutes est une excellente façon de commencer votre journée. Vos principaux groupes musculaires sont travaillés, vous donnant de l'énergie et la volonté d'affronter la journée. Chaque exercice doit être effectué pendant 30 secondes, avec une pause de 10 secondes entre les deux. Faites le circuit complet deux fois.

Échauffement (une minute) :

- **Cercles de bras :** Déplacez vos bras en petits cercles pendant trente secondes dans chaque direction, en avant et en arrière.

Le circuit

- **Squats :** Placez vos pieds à la largeur des hanches et appuyez votre dos contre le mur. Accroupissez-vous avec le dos droit et le tronc serré comme si vous étiez assis sur une chaise. Revenez à la position de départ en poussant vers le haut. (Souligne le noyau et les jambes)

- **Pompes murales :** Placez vos mains à hauteur d'épaule sur le mur. Avec vos coudes près de votre corps, abaissez votre poitrine vers le mur. Revenez à la position de départ en poussant vers le haut. (Faites attention aux épaules, aux triceps et à la poitrine)

- **Ponts élévateurs :** Placez vos pieds à plat sur le sol, écartés à la largeur des hanches, et allongez-vous sur le dos, les genoux pliés. Soulevez vos hanches du sol pour que vos épaules et vos genoux soient en ligne droite. Revenez à la posture de départ en abaissant vos hanches. (Mette en évidence les ischio-jambiers et les fessiers)

● **Planche avec genouillères :** Placez vos mains exactement derrière vos épaules lorsque vous commencez en position de planche haute. Tapez un genou vers votre poitrine, puis passez à l'autre, en gardant le dos droit et le tronc fort. Tout au long de l'exercice, gardez votre corps en ligne droite. (Souligne les épaules et le tronc)

● Élévations des mollets : Placez vos pieds à la largeur des hanches et tenez-vous dos au mur. Montez sur vos orteils, puis redescendez jusqu'à votre position de départ. Pour plus de stabilité, vous pouvez réaliser cet exercice avec les genoux légèrement fléchis ou les jambes tendues. (Fait attention aux mollets)

Une minute de refroidissement

Placez vos mains précisément sous vos épaules et vos jambes écartées à la largeur de

● **Flux Chat-Vache :** s hanches lorsque vous êtes à quatre pattes. Inspirez en cambrant votre dos et expirez en le contournant. Continuez pendant quelques respirations. (Souligne le mouvement du tronc et de la colonne vertébrale)

Avec juste un court-circuit à réaliser, vous vous sentirez revigoré, tonique et prêt à affronter la journée.

8.2.2. The Desk Detoc : détendez-vous et renouvelez-vous tout au long de la journée de travail

Après avoir passé des heures accroupies devant un ordinateur, vous vous sentez raide et endolori ? Votre remède est cet exercice Wall Pilâtes de 10 minutes ! Les étirements et les mouvements doux ciblant votre cou, vos épaules et votre tronc sont au centre de l'attention, ce qui aide à évacuer le stress et à améliorer la posture. Chaque exercice doit être effectué pendant 30 secondes, avec une pause de 10 secondes entre les deux. Faites le circuit complet deux fois.

Le circuit

Les rouleaux de cou comprennent une rotation douce de la tête de manière circulaire, cinq fois vers l'avant et cinq fois vers l'arrière. (Arrivé avec un cou tendu)

● Roulements d'épaule : Effectuez cinq fois la rotation de vos épaules vers l'avant en cercle, puis cinq répétitions en les faisant rouler vers l'arrière. (Arrivé au stress de l'épaule)

● Torsions vertébrales : Placez vos pieds à la largeur des hanches et tenez-vous dos au mur. En gardant vos hanches pointées vers l'avant, faites pivoter lentement votre corps d'un côté. Répétez de l'autre côté après avoir tenu pendant un petit moment. (Examine le mouvement vertébral)

● Flux chat-vache modifié : En utilisant des mouvements plus doux et plus compacts, exécutez une version modifiée du flux chat-vache en position debout sur vos mains et vos genoux. Inspirez pendant que votre dos se cambre légèrement et relâchez l'air lorsque votre dos s'arrondit légèrement. (Examine le mouvement vertébral)

Étirez vos ischio-jambiers en vous tenant dos au mur et une jambe tendue contre le mur. En gardant le dos droit, appuyez-vous contre le mur jusqu'à ce que vos ischio-jambiers commencent à s'étirer. Après une brève période de maintien, passez à l'autre jambe. (Souligne la souplesse des ischio-jambiers)

Une minute de refroidissement

● Respiration profonde : Maintenez le dos droit tout en étant assis confortablement. Respirez lentement et profondément par le nez pendant quatre secondes, retenez-la pendant quatre secondes supplémentaires, puis relâchez-la doucement par les lèvres pincées pendant huit secondes. Continuez pendant quelques respirations. (Souligne le soulagement du stress et la relaxation)

CONCLUSION

Toutes nos félicitations! Vous êtes arrivé à la dernière page de votre transformation Wall Pilâtes, mais ce n'est que le début : vous êtes habilité à prendre en charge votre transformation. En fermant ce livre, imaginez-vous rayonnant d'assurance, façonné par la force et plein de vie. Vous souvenez-vous de l'époque où vous vous sentiez pressé par le temps entre le travail, la famille et le « temps libre » ? Wall Pilâtes a complètement redéfini « occupé ».

Allez-y, partez à la conquête de votre journée et rappelez-vous que le mur est votre studio de Pilâtes ultime – prêt à libérer votre force intérieure, un mouvement gracieux à la fois. Imaginez-vous maintenant intégrer sans effort ces routines courtes et efficaces dans votre vie quotidienne. Wall Pilâtes est votre fidèle compagnon, prêt à vous rencontrer où que vous soyez, chaque fois que vous avez un moment.

J'apprécie que vous me rejoigniez dans ce voyage, et si les séances d'entraînement Wall Pilâtes pour femmes occupées vous ont aidé à vous sentir puissante, pensez à donner une évaluation 5 étoiles afin que d'autres puissent également découvrir la magie de ce programme qui change la vie.